AF610730

DES DIVERS MODES

D'ALLAITEMENT

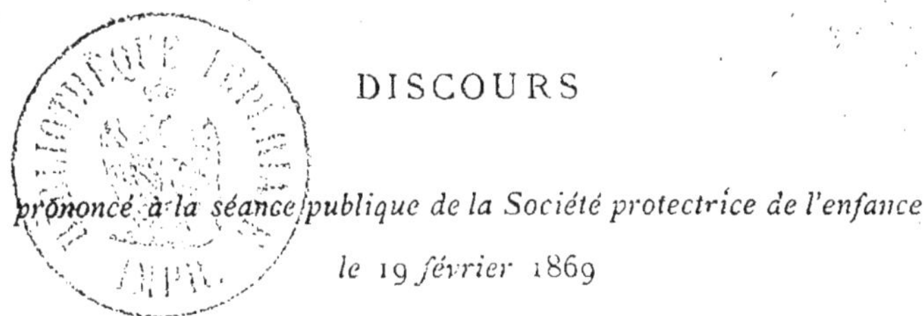

DISCOURS

prononcé à la séance publique de la Société protectrice de l'enfance

le 19 février 1869

PAR

LE DOCTEUR LACOUR.

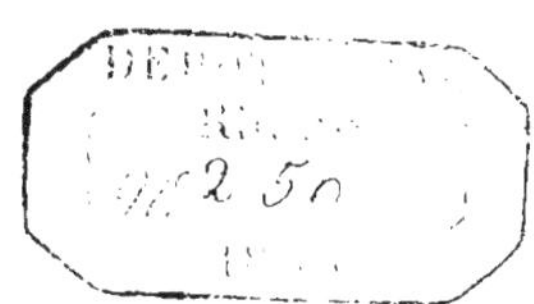

LYON
J.-P. MÉGRET, LIBRAIRE,
QUAI DE L'HÔPITAL, 57.

1869.

La Société protectrice de l'Enfance de Lyon avait mis au concours, pour 1869, la question suivante : « *Quel est le meilleur « mode d'allaitement pour les enfants qui ne peuvent être nourris par « leur mère ?* » Afin de provoquer sur un sujet si grave des travaux utiles, il avait été recommandé aux candidats de rechercher avec soin les usages adoptés en France, en Angleterre et en Allemagne relativement à l'allaitement des enfants, de présenter ensuite un exposé des coutumes usitées à Lyon dans les diverses classes de la population, et de formuler enfin des conclusions pratiques en tenant compte des exigences de la position sociale ou professionnelle des parents.

Malgré l'actualité et la précision de ce programme, deux mémoires manuscrits seulement avaient été envoyés. Le premier mentionnait en termes généraux et très-brièvement les bienfaits de l'allaitement maternel, et l'auteur ne s'occupait qu'incidemment des moyens d'y remédier quand il fait défaut. Le second, plus restreint encore, considérait le nourrissage comme une branche de commerce et se bornait à proposer un nouveau mode d'inspection des nourrices à la campagne.

La Commission désignée pour adjuger le prix, désappointée de ce résultat inattendu, m'a chargé d'*office* de traiter en séance publique une question restée pour ainsi dire sans réponse. C'est ce que j'ai essayé de faire dans les pages suivantes, en exposant les ressources qu'on était en droit d'attendre des différents modes d'allaitement.

Les idées développées dans cet opuscule de circonstance ne présentent ni le charme de l'imprévu, ni même le mérite du rajeunissement ; elles ne sont que la reproduction fidèle, la comparaison exacte des expériences faites en divers pays et à diverses époques. « Mais, comme dit Montaigne, ce n'est pas assez de compter les expériences, il les fault poiser et assortir ; et les fault avoir digérées et alambiquées pour en tirer les raisons et conclusions qu'elles portent. »

C'est à obéir à ce sage précepte que je me suis appliqué ; c'est le côté pratique de la question que j'ai eu particulièrement en vue. Si les théories pouvaient suffire à justifier les divers procédés de l'allaitement artificiel, la chimie physiologique aurait suffi à cette tâche. Mais dans l'éducation du nouveau-né, c'est la coutume non pas de telle ou telle date, mais de tous les siècles qui juge en dernier ressort et qui montre que là, comme en tant d'autres matières, l'observation triomphe des engouements de la science et de la mode et finit toujours par confirmer la tradition commune.

DES

DIVERS MODES D'ALLAITEMENT

« Après que le petit enfant est né, dit Patrice de Senès, une vraie mère le doibt nourrir et allaicter de ses mamelles, qui est la belle fontaine que dame nature sage et provide a préparée à cet effet. » Tel est le précepte dans toute sa naïveté. Pour le médecin qui se place à un point de vue absolu, il est certain que l'allaitement maternel est une loi de l'organisation même de la femme et une condition de son équilibre physiologique.

Mais de tout temps les femmes ont fait des infractions plus ou moins motivées à cette mission où semblent les convier à la fois l'intérêt, le devoir et le plaisir. Dans l'antiquité même, bien qu'on ait voulu rattacher « la grandeur morale de personnages célèbres à l'allaitement maternel, » les défections étaient fréquentes. « Dans Homère, remarque Thirion, dans les tragiques grecs, dans Térence, dans Plaute, dans Virgile, il est souvent fait mention des nourrices. Parle-t-on d'un enfant ? il est sur les bras de sa nourrice ; d'une jeune fille ? elle est accompagnée de sa nourrice. Il n'est pas jusqu'aux hommes mûrs, jusqu'aux femmes mariées et en âge d'être grand'mères, qui ne se fassent un devoir de nous présenter leur vieille nourrice. »

En France, l'allaitement maternel a subi bien des vicissitudes. Chez les Francks établis dans la Gaule, il était pour ainsi dire de tradition, et au moyen-âge c'eût été blesser la morale et la religion que de s'y soustraire. Peu à peu, à mesure que la société devient moins religieuse, cette pratique encore commune dans le peuple devient plus rare dans les classes élevées et dans la bourgeoisie. C'est ce qui faisait dire au narquois Montaigne : « Pour un legier proufit, nous arrachons tous les jours leurs propres enfants d'entre les bras des mères, et leur faisons prendre les nostres en charge : nous leur faisons abandonner les leurs à quelque chétifve nourrice à qui nous ne voulons pas commettre les nostres, leur défendant non-seulement de les allaicter, quelque dangier qu'ils en puissent encourir, mais encore d'en avoir aulcun soing, pour s'employer du tout au service des nostres. »

Cette boutade du philosophe gascon aurait pu s'appliquer avec bien plus de raison aux temps qui suivirent les *Essais* ; car, à partir du XVIIe siècle, le délaissement des devoirs de la maternité devint à peu près général, et malgré la politesse et la gravité des mœurs, on peut considérer ce temps comme l'âge de fer de l'enfance. C'est à cette époque, de 1640 à 1648, que saint Vincent de Paul entre en scène et fonde l'hospice des Enfants trouvés. Grâce à son éloquence irrésistible, les enfants abandonnés eurent un asile, mais leur nombre ne diminua pas. Dans le siècle suivant, la condition de l'enfance s'aggrava encore à tous les degrés de l'échelle sociale ; on eût dit vraiment qu'elle était de trop. Aussi, en 1762, grande fut la surprise lors de la publication de l'*Emile* qui donnait aux enfants une importance inaccoutumée. Dans ce livre célèbre, censure mordante du temps et du pays où il parut, les principes étaient faux et les vues exclusives, mais un sentiment généreux les avait dictés et revêtus de la forme la plus incisive et la plus entraînante. Au nom de la nature et du devoir, Rousseau prescrivit aux mères de nourrir leurs enfants, et formula à leur usage dans un langage plein de charmes tout un code d'hygiène. Peu de temps avant lui, un médecin renommé, Desessarts, avait donné de pressants conseils sur l'allaitement et l'éducation corporelle des enfants. Buffon lui-même avait fait valoir les mêmes idées avec l'éclat de son style et la richesse de son imagination descriptive, mais sans le moindre succès. L'auteur de l'*Emile* eut la faveur d'être écouté. Le grand naturaliste le constatait lui-même en disant : « Oui, nous avons dit tout cela, mais M. Rousseau seul le commande et se fait obéir. » L'obéissance alla jusqu'à l'engouement et la tendresse devint à la mode. La mode ne dura pas assez, mais l'influence de l'*Emile* fut assez vivace pour amener une révolution salutaire dans les habitudes. L'amélioration des mœurs aidant, les femmes des classes aisées optèrent plus facilement entre le monde et le nourrissage, et on peut dire que chaque année l'allaitement maternel a compté parmi elles quelques adeptes de plus.

Dans le petit commerce ce n'est point la mode, ce sont des obstacles matériels qui séparent les enfants de leurs mères. Chez nous, le boutiquier ou l'artisan consacre à son industrie le plus d'étendue possible, et ne réserve à son logement que l'espace strictement indispensable, où l'air et la lumière n'ont jamais d'accès, et la réforme n'est pas près de se faire sur ce point. Quant aux femmes de la classe ouvrière, que les exigences de leur travail appellent hors du logis, il leur est bien plus difficile encore de se consacrer à leur nouveau né, et pourtant, chose consolante, un certain nombre y réussit. C'est pour leur venir en aide, qu'ont été créées des institutions vraiment méritoires : les Sociétés de charité maternelle et les crèches recommandées avec chaleur dès leur origine par notre ami Barrier, qui devait quelques années plus tard attacher son nom à la fondation des sociétés protectrices de l'enfance. A Mulhouse la puissante initiative et la ferme volonté d'un manufacturier, Jean Dolfus, a obtenu un résultat très-encourageant. D'après ses ordres formels, toutes les ouvrières ont la possibilité d'allaiter et de soigner leurs enfants. La réalisation de cette mesure libérale a immédiatement diminué de moitié la mortalité infantile.

La prééminence de l'allaitement maternel est donc une question jugée et désormais hors de cause. Malheureusement, la bonne volonté, le sentiment du devoir, le dévouement même ne suffisent pas pour faire une nourrice. Quoiqu'en disent les moralistes, toute femme n'est pas apte à allaiter et nous pensons avec Jacquemier qu'un très grand nombre d'enfants succomberaient infailliblement s'ils n'avaient à compter que sur le sein de leur mère. En dehors des maladies qui mettent obstacle à l'allaitement, il existe un certain nombre de femmes chez lesquelles la sécrétion laiteuse est peu marquée, de courte durée ou complètement nulle. Il ne faut pas se hâter de conclure que cette inaptitude à nourrir soit le lot des constitutions chétives. Qu'on se détrompe ; à côté de ces femmes à apparence étiolée qui, contre toute attente constituent de très-bonnes nourrices, s'en trouvent d'autres très-vigoureuses, incapables d'allaiter ; impossible de découvrir la cause de ce contraste, c'est pourquoi le médecin ne doit jamais être absolu en cette matière, sous peine de fréquents mécomptes.

Quand la mère ne peut nourrir son enfant, la coutume la plus générale en France est de lui substituer une nourrice, le plus souvent tout à fait inconnue. C'est cette inconnue que les philosophes et les poètes ont considérée comme l'assemblage le plus monstrueux de tous les défauts ; c'est d'elle que Louis Racine a dit :

> Je dois mes premiers jours à la femme étrangère
> Qui me vendit son lait et son cœur mercenaire...

Les médecins ne sont point aussi sévères. Loin d'accabler la femme qui, afin d'apporter un peu d'allégement à la misère du foyer, consent à le partager ou à s'en séparer, pour un salaire rarement en proportion avec les services qu'on réclame d'elle, ils n'hésitent point à l'imposer à la mère incapable d'allaiter. L'important c'est de la bien choisir.

Le caractère est aux âmes, dit Duclos, ce que la physionomie est au corps. Les gens du monde n'ont garde de l'oublier. Aussi s'informent-ils avant tout du caractère de la nourrice, non pas tant parce que le nouveau-né pourrait en pâtir, mais par la crainte qu'elle ne transmette, par l'intermédiaire de son lait, son intelligence et ses passions. Cette croyance n'est pas nouvelle; elle a eu dans tous les temps pour interprètes les littérateurs qui ont disserté sur l'éducation et quelques médecins partisans exclusifs de l'allaitement maternel. Ainsi, notre compatriote Théodore Perrin professe sans réserve que si l'hérédité du tempérament vient des parents, l'hérédité du caractère vient de la nourrice. Il nous semble que c'est pousser trop loin l'analogie que de confondre le sang présidant à la formation de l'enfant dans le sein de sa mère, avec une sécrétion qui ne sert au développement du nouvel être qu'après son élaboration dans l'appareil digestif. D'ailleurs, l'observation quotidienne et rigoureuse relègue dans le domaine fantastique de la légende toutes les historiettes que nous a transmises l'antiquité sur ce sujet. En élaguant du plaidoyer émouvant de notre ingénieux confrère tous ces récits naïfs empruntés à Plutarque, à Quintillien, à Macrobe, et qui sont bien plus des ornements que des arguments, nous ne croyons pas nuire à la cause qu'il défend avec une si louable persévérance.

En réalité, le médecin ne doit s'occuper que de l'état physique de la nourrice et de son enfant; le reste est affaire de ménage. C'est à la mère à juger des qualités morales de celle qu'elle veut se donner pour auxiliaire; encore ne doit-elle, sur ce chapitre délicat, être trop méticuleuse, de peur de justifier pour elle-même la répartie que la verve impertinente de Beaumarchais met dans la bouche de Figaro : « Aux vertus qu'on exige dans un domestique, votre excellence connaît-elle beaucoup de maîtres qui fussent dignes d'être valets ? »

Il est assez difficile de fixer exactement le temps pendant lequel le lait conserve ses propriétés nutritives. Stoltz pense que chez une femme bien conformée et bien portante, la sécrétion lactée a une durée indéterminée et il a vu des cas où la lactation a été entretenue pendant plusieurs années. Le changement de nourrisson ajoute-t-il à l'activité de la sécrétion, comme le croit le vulgaire ? Le plus souvent la sécrétion diminue du neuvième au douzième mois, et elle a en général toute son activité du sixième au huitième ; c'est le terme qu'il ne faut pas dépasser dans le choix à faire. Pour la qualité du lait, il est vraiment peu de cas où il soit utile de constater à l'aide de l'analyse chimique, du lactomètre ou du microscope, les proportions de beurre, de caséine, de sucre, d'eau et de sels qu'il contient. Pour la quantité, un bon moyen consiste dans les pesées faites avant et après chaque tetée, suivant le précepte de Natalis Guillot. Mais ces modes d'appréciation qui offrent les avantages d'une certaine précision ne peuvent pas entrer dans la pratique usuelle. Au fond, il s'agit de savoir si l'enfant se développe, diminue ou reste stationnaire. Le mieux pour l'accoucheur, c'est de voir la nourrice à l'œuvre et si l'enfant s'en accommode. Quand le nouveau-né reste dans la famille, confié à la sollicitude du médecin, à la tutelle incessante d'un entourage charmé et attentif, il est possible de savoir à quoi s'en tenir. La scène change si le petit être est envoyé à la campagne le lendemain ou le jour même de sa naissance, la surveillance la mieux intentionnée n'est alors jamais assez efficace, et Jean-Jacques frappait juste quand il disait : « Les douces mères qui, débarrassées de leur enfant, se livrent gaiement aux plaisirs de la ville, savent-elles quel traitement dans son maillot il reçoit au village ? ».

D'où vient cette étrangère, cette inconnue qui se substitue ainsi à la mère ? Quels sont ses garants? Dans la classe aisée, la chose est toute simple. Quand la future mère prévoit qu'elle sera empêchée de nourrir, elle se procure par ses relations une nourrice sur laquelle elle se renseigne du mieux qu'elle peut. Mais quand elle fait une tentative infructueuse d'allaitement, elle est prise au dépourvu ; c'est alors que le bureau de placement intervient, très-à propos on en conviendra. Dans la classe pauvre, la mère, mal logée, mal nourrie, surmenée par la fatigue de son état et par les soins de son ménage, confie son enfant à la première venue, pourvu qu'elle soit à bon marché. Elle n'a recours que rarement au bureau qui exige, comme de juste, un droit d'enregistrement, des frais de surveillance et un répondant pour les mois de nourrice. Grand est le nombre des enfants qui émigrent ainsi chaque année de notre populeuse cité ; petit est le nombre de ceux qui reviennent !

Qu'il s'agisse des placements de nourrices à domicile ou à la campagne, les bureaux nous paraissent être, à Lyon, les intermédiaires les moins défectueux. Rendre justice à cette institution privée, c'est rendre hommage à l'administration éclairée qui, en 1853, l'a reconstituée sur des bases sérieuses. Les préjugés regrettables qui persistent contre les bureaux de placement ont leur source dans l'ignorance des modifications radicales introduites dans les statuts rudimentaires de 1780, et surtout dans la confusion de ce qui se passe à Lyon avec ce qui se voit à Paris. Dans cette grande capitale, qui a la prétention d'être la première en tout, l'industrie des nourrices en est encore à peu près à l'ordonnance du roi Jean relative aux *recommanderesses*. Aussi la mortalité des nourrissons y est-elle plus considérable que partout ailleurs. Chose étrange, ce ne sont pas les parents qui se sont plaints de cette mortalité : les plus affligés diraient volontiers, comme Montaigne : « J'en ay perdu deux ou trois en nourrisse, sinon sans regret, du moins sans fascherie. » Le cri d'alarme a été jeté par les médecins, témoins de ces hécatombes annuelles. Dans les débats navrants que leurs travaux ont suscités à l'Académie impériale de médecine, l'un des orateurs les plus autorisés, Devilliers, a préconisé l'organisation lyonnaise, vulgarisée par le commentaire judicieux de Dulin, et qui, seule, réalise la double intervention de la science et de l'administration. Une seule chose laisse à désirer, c'est la surveillance des petits émigrés. L'administration de nos hospices dont on connaît l'incessante sollicitude et qui, comme dit Molière, ne regarde pas à la dépense, quand il s'agit d'un intérêt aussi grave, a essayé successivement de tous les procédés pour veiller sur les petits êtres qu'elle assiste ; elle n'a pas mieux réussi que les bureaux. Pour comprendre les mille difficultés de cette surveillance lointaine, il suffit de rappeler ce qui se passe sous nos yeux, dans nos familles où la nourrice si bien choisie, si bien choyée, ne nous est vraiment connue que quand elle est partie.

Ces regrets ne veulent pas dire que toutes les nourrices doivent être mises en suspicion et que parce qu'elles sont à gage elles sont nécessairement menteuses, cruelles et rapaces. Eh, mon Dieu ! la plupart traitent les enfants d'autrui ni mieux ni pis que les leurs, et il en est plus d'une qui sont des modèles d'abnégation et de dévoûment. Rien de plus touchant que la correspondance de nos confrères de la Savoie qui secondent si bien la Société lyonnaise protectrice de l'enfance, au milieu des montagnes qu'ils parcourent en tout temps, sans autre souci que la vie de leurs semblables. Tous les médecins qui ont été attachés à l'hospice de la Charité, à des titres divers, connaissent les liens qui unissent souvent pour toujours les nourriciers et les nourrissons. Et parmi les nourrissons placés en dehors de l'assistance hospitalière ou des bureaux, n'en a-t-on pas vu plus d'un abandonné après les premiers mois de salaire? N'a-t-on pas vu aussi des marâtres réclamer l'enfant grandi à l'ombre de la charité et s'attirer des réponses moins célèbres, mais aussi fières que celle de d'Alembert à Mme de Tencin : « Ma mère, ce n'est pas vous, c'est la vitrière qui m'a nourri. »

Cette coutume de placer les enfants à la campagne n'est pas particulière à la France. Elle est usitée en Belgique et en Italie, et dans ces deux pays l'industrie nourricière jouit d'une liberté sans limites. En Belgique, c'est la nourrice sur lieu qui domine à cause de la proportion plus élevée du salaire. Les enfants assistés sont confiés, comme en Normandie, à des nourrices *sèches* qui les soumettent à l'allaitement artificiel, et visités deux fois par an par les inspecteurs de la Bienfaisance. A la deuxième visite les deux tiers manquent à l'appel. En Italie, c'est la nourrice à la campagne qui est à peu près exclusivement recherchée. La clémence du climat explique sans doute cette préférence. Eh bien ! malgré d'excellentes conditions climatériques et la rareté de l'allaitement artificiel, la mortalité des nourrissons dans toutes les classes est considérable. D'après Galligo, cité par du Mesnil, ce désastreux résultat provient des maladies contagieuses de nature suspecte que nourrissons et nourrices se communiquent réciproquement. Notre confrère de Florence réclame avec raison une surveillance rigoureuse qui serait d'autant plus facile qu'au-delà des Alpes, le service des médecins cantonaux est depuis longtemps en vigueur.

En Angleterre, où l'individualisme domine, les médecins n'invoquent jamais l'intervention de l'Etat. C'est la Société harvéyenne qui se charge de la police des nourrices et la spontanéité de sa vigilance n'ôte rien à son activité. Il est vrai de dire que sa besogne est rendue facile par la rareté de la nourrice. Dans ce pays où l'arrivée d'un rejeton n'est jamais regardée comme un malheur domestique, les mères, riches ou pauvres, se séparent rarement de leurs enfants. C'est une tradition aussi sacrée qu'une loi, et on sait le respect de tout Anglais pour la légalité. Les Anglaises nourrissent quand elles le peuvent. En cas d'insuffisance ou d'impossibilité, elles tâchent par mille procédés ingénieux de suppléer à l'allaitement et de satisfaire leur instinct maternel. Toutes les fois qu'il y a un peu d'aisance dans la famille *la bonne* intervient, mais non pas comme chez nous au dernier échelon de la domesticité. Il y a des écoles spéciales où les jeunes filles qui se destinent à élever de petits enfants reçoivent les notions indispensables à l'accomplissement de cette mission toujours difficile et souvent ingrate.

En Allemagne, l'expatriation des enfants est à peu près inconnue; elle n'a lieu que pour les illégitimes. Ceux-ci, nourris artificiellement, sont confiés à la garde d'une commune paternellement constituée, sous le contrôle réel du médecin de la circonscription. Leurs mères remplacent à la ville le petit nombre de femmes qui ne peuvent nourrir; et là, au sein des familles, loin d'être un objet de répulsion, elles ont la chance de se réhabiliter par leur bonne conduite. Ce rôle des filles-mères n'a pas l'inconvénient qu'on reproche au système français qui emploie de préférence les femmes mariées et qu'on accuse d'amener presque inévitablement la débauche du mari, le délaissement des travaux agricoles et la démoralisation des femmes. Les deux tiers environ des mères légitimes allaitent, quelle que soit l'élévation ou l'humilité de leur condition. Le culte du foyer est si vénéré au delà du Rhin que, si rigoureuses que soient les exigences de la profession, il y a toujours une place réservée pour la famille et un coin pour le berceau. Pour faciliter leur tâche, les Allemandes ajoutent de bonne heure du lait étranger, des fécules et sèvrent après l'apparition des premières dents. Et comme elles savent « que la mère confiante fait le bon médecin », elles n'attendent pas que la maladie tombe à l'improviste pour réclamer ses soins. En Allemagne, le médecin fait pour ainsi dire partie de la famille ; il pénètre dans ce sanctuaire intime à titre préventif, il surveille toutes les phases du développement du nouveau-né, et quand les jours mauvais arrivent, il apporte une expérience au niveau de son dévoûment. Sans doute cette confiance et cette intervention n'empêchent par les petits Allemands de mourir, mais il en reste encore assez pour témoigner de leur vigueur et de leur nombre.

L'augmentation de la population, que la statistique constate en Allemagne comme en Angleterre et qu'elle conteste en France, serait plus notable encore sans le sevrage anticipé. Cette pratique irrationnelle n'a pas seulement ses racines dans les convenances de famille, elle a été patronnée par le professeur Joerg, directeur de la clinique d'accouchements de Leipsig. L'apparition de la première dent était pour lui le signal que la nature donne pour substituer l'alimentation solide à la lactation. Heureusement une réaction salutaire provoquée par les conséquences désastreuses de l'alimentation prématurée a eu pour promoteur le compatriote même de Joerg, Bock, anatomiste et physiologiste distingué, praticien recherché, esprit indépendant et original ; il soutient que l'allaitement pour être efficace doit être prolongé. Il se fonde sur la consistance plus grande et la force plus nutritive qu'acquiert le lait à mesure que la vigueur de l'enfant s'accroît et que ses besoins augmentent. Les idées de Bock ont gagné beaucoup de terrain, grâce au journal populaire dont il est le fondateur, et elles ont reçu une éclatante consécration dans l'ouvrage de Schreber, *la Kallipædie*, qui a fait en Allemagne une grande et efficace impression. Dans ce livre où il s'agit non pas de l'art de procréer de beaux enfants mais bien de les perfectionner par l'éducation, l'auteur s'occupe avec un soin extrême de l'allaitement maternel, du sevrage qu'il veut graduel, de l'allaitement artificiel qu'il ne tolère qu'exceptionnellement et à la maison. Aucun détail ne semble indifférent à Schreber ; tout, suivant lui, doit converger pour écarter du nouvel être les causes des maladies héréditaires ou non. Le développement physique pendant les deux premières années doit être l'objet constant des préoccupations de la famille et du médecin ; c'est le support de l'intelligence. Et de même que la physionomie de l'âge mûr reflète les traits primitifs du jeune âge, de même les facultés de l'intelligence à ces deux époques de la vie sont solidaires entre elles. Pour le médecin allemand comme pour le poète anglais « l'enfant est le père de l'homme. »

Si nos confrères d'Allemagne prescrivent l'allaitement maternel d'une manière absolue, ce n'est pas seulement parce que le nouveau-né, sans moyens de défense contre les périls qui l'environnent, a besoin d'une assistance constante et ingénieuse, c'est aussi, disent-ils, pour préserver la mère des dangers de cette période grave et insidieuse qui succède à l'enfantement et qui constitue les suites de couches.

En France, les accoucheurs sont loin d'être aussi affirmatifs. Persuadés que le nourrissage fait dans de mauvaises conditions peut avoir des conséquences très-souvent désastreuses pour la mère, ils ne le recommandent qu'à bon escient. Aucun ne soutient qu'une femme qui nourrit est à l'abri des accidents de la puerpéralité, exagération propre à faire naître des terreurs imaginaires dans l'esprit de celles qui sont incapables d'allaiter. N'y a-t-il pas à faire tout d'abord une grande distinction entre la femme vigoureuse adonnée aux labeurs rudes mais salutaires des champs et la femme condamnée à la vie molle et énervante des grandes villes? Chez l'une, l'allaitement est une fonction qui s'accomplit avec une aisance parfaite, chez l'autre c'est souvent une tâche au-dessus de ses forces, qui la surmène et l'épuise.

La contre-indication est manifeste pour les femmes qui toussent, même sans être soupçonnées de phthisie, pour les gastralgiques et les dyspeptiques. Chez les anémiques, si communes dans nos grandes agglomérations, il peut survenir deux circonstances bien distinctes : si l'appétit se réveille et que la nutrition devienne plus active, il en résulte, par suite d'une espèce d'entraînement, une véritable transformation ; quand l'appétit fait défaut, la réparation est nulle et l'épuisement inévitable. Il faut aussi écarter les femmes affligées de ces maladies chroniques qui, en altérant le sang, altèrent le lait et les femmes qui ont été affectées ou sont menacées de dérangement mental. Un trop grand nombre de faits nous a démontré que la lactation imprime aux troubles de l'intelligence une impulsion décisive et souvent fatale.

Il y a des femmes qui sans être entachées d'aucune maladie, produisent péniblement du lait, parce que chez elles la glande mammaire est trop peu développée. On voit souvent alors un état fébrile naître, se perpétuer, et l'organe gestateur ne pas reprendre son volume normal. Il faut les surveiller. Cet obstacle à l'essor de l'allaitement est rare, paraît-il, en Allemagne, sans doute parce que chez les femmes de ce pays l'habitude de nourrir contribue au développement des glandes mammaires. « Il est rationnel de penser, dit à cette occasion Jacquemier, que la désuétude de nourrir suivie dans les mêmes familles devient, après quelques générations, la cause la plus ordinaire du peu de développement des seins et du peu d'aptitude à nourrir qu'on observe dans certaines classes de la société. »

Hors ces cas plus ou moins tranchés que nous venons de passer en revue, il faut n'avoir pas de parti pris, mais s'en rapporter à l'expérience seule. Car avant que celle-ci ait prononcé, la décision à prendre, dans beaucoup de circonstances ne dépend ni du savoir de l'accoucheur, ni même de son sens pratique, quelque profond qu'on le suppose. Aussi croyons-nous qu'on ne saurait, sans tenir compte des indications et des contre-indications individuelles, poser d'une manière absolue la question des accidents et des maladies qui peuvent atteindre les femmes qui ne nourrissent pas ; tout est dans l'opportunité. A part ces réserves, nous admettons très-volontiers que l'allaitement chez la femme bien constituée et d'une santé excellente rend les suites de couches simples et pour ainsi dire inaperçues. Alors, en effet, la sécrétion lactée, prompte, facile et active, empêche non seulement la fluxion du bas-ventre, mais encore cette fièvre éphémère qu'on appelle *fièvre de lait*, et qui n'existe pas quand on évite l'accumulation du lait dans ses réservoirs. Aussi Stoltz considère-t-il l'allaitement comme une condition de succès dans la provocation de l'accouchement avant terme, et Bouchacourt a vu se confirmer la vérité de ce précepte toutes les fois qu'il a eu à pratiquer cette opération tutélaire, qui permet de sauver deux individus à la fois.

Toutes ces réserves, qui sont presque des lieux communs de la pratique française, Rousseau les traitait de chimères et de subtilités. Se fondant « sur des observations qu'il n'a jamais vues démenties », il promettait aux femmes qui « remplissent avec une vertueuse intrépidité ce devoir si doux de la maternité, d'*heureuses couches sans accident et sans suite*. » Et pour ajouter à ses arguments une pointe de malice, il accusait les médecins d'être les complices des récalcitrantes. « La ligue des femmes et des médecins m'a toujours paru, dit-il, l'une des plus plaisantes singularités de Paris. C'est par les femmes que les médecins acquièrent leur réputation, et c'est par les médecins que les femmes font leurs volontés. » Il ne faut pas juger les médecins de cette époque par les sarcasmes de Jean-Jacques, qui considérait leur « art plus pernicieux aux hommes que tous les maux qu'ils prétendent guérir. » Nous ne pouvons connaître nos devanciers que par leurs œuvres, et leurs œuvres répondent pour eux. Avant comme après la publication de l'*Émile* ils ont toujours tenu, relativement à l'allaitement maternel, le langage de l'expérience et de la raison. Le propos de Rousseau n'était que la boutade d'un hypochondriaque. Il se la reprochait plus tard comme une injustice et disait à Bernardin de Saint-Pierre : « Si je faisais une nouvelle édition de mes ouvrages, j'adoucirais ce que j'y ai écrit sur les médecins. Il n'y a pas d'état qui demande autant d'études que le leur. Par tous pays, ce sont les hommes les plus véritablement savants. »

Quand l'allaitement naturel pèche par quantité ou par qualité, c'est au lait d'animal qu'il faut avoir recours, et on a eu l'idée, à diverses époques, de substituer à la mère ou à la nourrice l'animal lui-même, afin de conserver au liquide nourricier sa température normale et sa vitalité. La première nourrice de ce genre figure brillamment dans l'histoire ; c'est la louve qui spontanément allaita les deux jumeaux fondateurs de la ville de Rome ; elle n'a pas eu d'imitateurs de son espèce, et actuellement c'est à la vache, à l'ânesse et à la chèvre qu'on s'adresse de préférence.

Ce mode d'allaitement, préconisé par Buffon et peu usité aujourd'hui, a été très-répandu autrefois dans certaines parties de l'Auvergne, de la Suisse et de l'Allemagne. Alphonse Leroy raconte que, chargé en 1773, par la Faculté de médecine de Paris, d'indiquer aux administrateurs de l'hôpital d'Aix en Provence le meilleur moyen de conserver les enfants abandonnés, il conseilla de les confier au pis de la chèvre. Ce moyen réussit parfaitement. Le même succès couronna les tentatives faites en 1823 par les administrateurs des hôpitaux de Lyon, sur le conseil de Richard de Nancy, pour les enfants atteints de maladies contagieuses. Du temps de Montaigne, la chèvre était employée comme nourrice à cause de sa grande docilité. « Il est très-ordinaire, autour de chez moy, rapporte-t-il, de veoir les femmes de village, lorsqu'elles ne peuvent nourrir les enfants de leurs mammelles, appeler des chèvres à leurs secours : et j'ay à cette heure deux laquays qui ne tettèrent iamais que huict iours laict de femmes. Ces chèvres sont incontinent duictes à venir allaicter ces petits enfants, recognoissent leur voix quand ils crient, et y accourent. Si on leur en présente un aultre que leur nourrisson, elles le refusent; et l'enfant en faict de mesme d'une aultre chèvre. I'en veis un l'autre iour à qui on osta la sienne, parce que son père ne l'avoit qu'empruntée d'un sien voisin : il ne peut iamais s'adonner à l'autre qu'on luy presenta, et mourut, sans doubte de faim. »

Aujourd'hui on a renoncé à l'allaitement par les animaux, mais on se sert du lait qu'ils produisent. Que l'allaitement soit mixte ou artificiel, le lait est mille fois préférable aux bouillies, aux panades, aux fécules. C'est le liquide réparateur par excellence. Il ne stimule pas les voies digestives, ne leur impose pas d'élaboration pénible; en même temps qu'il nourrit sans fatigue, il n'élève que faiblement la température du corps et n'accélère pas la circulation : c'est un type d'aliment complet contenant à la fois une matière grasse, des matières azotées, une matière sucrée et des sels divers. Les laits de chèvre et de brebis sont riches en beurre et en caséine, ce sont les plus nourrissants ; viennent ensuite les laits de vache et d'ânesse, pauvres en beurre et en caséine, mais leur richesse en sucre et en eau en font des aliments légers. C'est le lait de vache qu'on préfère à cause de son bas prix et de la possibilité de s'en procurer à peu près partout. En l'étendant d'un tiers d'eau et en y ajoutant du sucre, on le rend aussi analogue que possible au lait de femme.

Le lait de première traite est le plus convenable. Si on ne peut le donner dans cet état qui maintient sa pureté et une partie de sa vitalité, il faut le conserver par l'ébullition, parce qu'abandonné à lui-même ses éléments se dissocient. Que de difficultés pour que ce lait recueilli et administré au nouveau-né soit bien assimilé? Toutes les mères qui, après des soins infinis, étaient parvenues à élever de très-beaux enfants, nous ont avoué qu'elles étaient peu disposées à recommencer. En Angleterre et en Allemagne, ce sont des personnes très-expérimentées qui se chargent de cette difficile besogne. Pour se faire une idée exacte des difficultés de ce mode d'allaitement, il faut voir avec quelle extrême prudence procède l'auteur de *la Kallipœdie.* Il débute par le petit lait comme ressemblant le plus au colostrum. Il donne le lait de vache à partir du 5e jour. Ce lait doit être tiré d'une vache jeune, donnant du lait depuis peu, n'étant pas exclusivement élevée à l'étable, mais recevant en même temps de l'herbe fraîche pour nourriture. Il atténue ce lait d'abord par 2/3 et après deux semaines par 3/5 d'une très-faible infusion de semences de fenouil; à partir de huit semaines par 1/2 ; de la dix-huitième à la vingtième par 1/3, après six mois par 1/4 de cette infusion, et il prescrit le lait tout pur seulement à partir du huitième mois de l'enfant. Schreber proscrit entièrement l'usage des biberons parce qu'ils empêchent l'insalivation, chose capitale pour la réussite de la digestion; il recommande des appareils qui rendent la succion nécessaire et donne les règles les plus minutieuses afin d'éviter la surcharge de l'estomac.

Mais ce lait de vache, souvent rare dans certaines contrées, est toujours rare chez les nourrices qui n'ont pas de vache. Alors il est remplacé par les panades, les bouillies; c'est le moyen le plus indigeste, qu'on a vulgarisé sous le nom de *petit pot*, c'est celui qui dépeuple la Normandie et les environs de Paris : le petit pot, si c'est possible, ne doit jamais être administré comme un aliment unique. Ce n'est qu'à quatre mois qu'on peut administrer matin et soir quelques cuillerées d'un potage préparé au lait et au beurre exclusivement, et ce n'est que vers huit mois qu'on peut y faire entrer du bouillon de viande.

C'est pour remédier à la rareté du lait et aux inconvénients d'une alimentation prématurée, que les chimistes ont imaginé des procédés de conservation du lait ou même des préparations similaires. Ces procédés de conservation du lait lui font garder un état liquide ou le réduisent à l'état solide ; tel est le procédé Martin de Lignac qui a résisté à l'épreuve de voyages au long cours. Barral a recommandé tout récemment une farine alimentaire composée de lait concentré moyennant une pompe pneumatique à basse température et de croûtes de pain pilé. Liebig fabrique de toutes pièces un lait artificiel dont il a donné récemment la formule. Ce lait, préparé en grand en Allemagne, en Angleterre et aux États-Unis, a été importé en France presque avec solennité en 1865. Malgré l'autorité du célèbre chimiste de Munich, son lait a été accueilli d'une façon presque irrévérencieuse. Et ce ne sont pas seulement les médecins qui ont protesté contre cette ingérence du laboratoire; ce sont les chimistes eux-mêmes. Sans doute, en théorie et avec les progrès incessants de la science, on peut créer des aliments semblables à ceux que la nature fournit, en leur donnant les mêmes proportions d'azote, de carbone et d'eau ; mais malgré la similitude de composition, il existe des différences inappréciables qui échappent au chimiste et dont le médecin doit tenir compte.

En résumé, quelles que soient les ressources que l'allaitement artificiel offre dans des cas relativement peu nombreux, ce mode d'alimentation doit rester exceptionnel. Il ne saurait être répandu comme méthode générale, ainsi qu'on a tenté de le faire dans quelques contrées et à diverses époques sans compromettre sérieusement l'accroissement de la population et la puissance de la race. C'est pourquoi il sera toujours vrai de dire avec le vénérable auteur de la *Macrobiotique* : « Heureux l'enfant qui puise sa première nourriture au sein de sa mère ou d'une bonne nourrice ! La santé et la vigueur deviennent son partage. »

www.ingramcontent.com/pod-product-compliance
Ingram Content Group UK Ltd.
Pitfield, Milton Keynes, MK11 3LW, UK
UKHW020409250726
13967UKWH00006B/2552